Saxenda (Liraglutid) Leitfaden:

Ein Schritt-für-Schritt-Plan zur sicheren Dosierung, zur Bewältigung von Nebenwirkungen und zum Erreichen eines dauerhaften Erfolgs beim Abnehmen.

Von

Dr. Emmitt B. Leigh PhD

Der Inhalt dieser Veröffentlichung ist vollständig urheberrechtlich geschützt. Die Vervielfältigung, Verbreitung oder Übertragung in jeglicher Form und mit allen Mitteln, einschließlich Fotokopieren, Aufzeichnen oder anderen elektronischen oder mechanischen Methoden, ist ohne vorherige schriftliche Genehmigung des Herausgebers strengstens untersagt. Kurze Zitate dürfen in Rezensionen oder für bestimmte nichtkommerzielle Zwecke verwendet werden, die durch das Urheberrecht zulässig sind. Jede unbefugte Nutzung oder Vervielfältigung verstößt gegen die Rechte des Urheberrechtsinhabers.

Copyright © Dr. Emmitt B. Leigh PhD 2024.

Inhaltsverzeichnis

Einführung

Willkommen bei Ihrem Reiseführer auf Saxenda! Dieses Buch wird Ihnen helfen, Saxenda zu verstehen, warum es für die Gewichtsabnahme wichtig ist, wer es verwenden kann und was Sie beim Lesen dieser Seiten lernen werden.

Was ist Saxenda?

Saxenda ist ein Arzneimittel, das Menschen hilft, ihr Gewicht zu kontrollieren. Der Wirkstoff in Saxenda heißt Liraglutid. Es handelt sich um einen Stift, mit dem Sie das Arzneimittel unter Ihre Haut injizieren. Das bedeutet, dass Sie die Nadel nur ein kleines Stück in Ihren Körper stechen, wie eine kleine Prise. Saxenda sorgt dafür, dass sich Ihr Körper satt fühlt und Sie weniger essen. In Kombination mit einer gesunden Ernährung und Bewegung kann es beim Abnehmen helfen.

Saxenda ist keine magische Lösung. Von alleine funktioniert es nicht. Sie müssen Ihren Lebensstil noch ändern, indem Sie sich beispielsweise gesund ernähren und Ihren Körper mehr bewegen. Saxenda ist für Erwachsene und Kinder gedacht, die mindestens 12 Jahre alt sind und bestimmte Gewichtsanforderungen erfüllen.

Warum ist Saxenda wichtig für die Gewichtsabnahme?

Viele Menschen kämpfen mit ihrem Gewicht. Übergewicht kann zu schwerwiegenden Gesundheitsproblemen wie Herzerkrankungen, Diabetes und Bluthochdruck führen. Diese Probleme können dazu führen, dass Sie sich müde fühlen und Ihre Möglichkeiten im Leben einschränken. Saxenda kann ein wichtiges Hilfsmittel für diejenigen sein, die zusätzliche Hilfe auf ihrem Weg zur Gewichtsabnahme benötigen.

Saxenda hilft Ihnen, Ihren Appetit zu kontrollieren. Wenn Sie sich nach dem Essen satt fühlen, ist es einfacher, auf Snacks und ungesunde Lebensmittel zu verzichten. Dies kann zu einem gesünderen Lebensstil führen. In Kombination mit guten Essgewohnheiten und körperlicher Aktivität kann Saxenda Ihnen dabei helfen, Gewicht zu verlieren und es lange zu halten.

Viele Studien zeigen, dass Saxenda Menschen dabei hilft, mehr Gewicht zu verlieren, als wenn sie nur eine Diät machen. Dies bedeutet, dass die Verwendung von Saxenda zu besseren Ergebnissen führen kann und es einfacher macht, Ihre Abnehmziele zu erreichen. Es kann auch Ihre allgemeine Gesundheit verbessern und Ihnen helfen, sich körperlich und geistig besser zu fühlen.

Wer kann Saxenda nutzen?

Saxenda ist für Erwachsene und Kinder ab 12 Jahren zugelassen. Allerdings kann nicht jeder Saxenda nutzen. Es ist wichtig, mit einem Arzt zu sprechen, bevor Sie mit der Anwendung dieses Arzneimittels beginnen.

Sie könnten ein guter Kandidat für Saxenda sein, wenn:

- Sie haben einen Body-Mass-Index (BMI) von 30 oder höher, was bedeutet, dass Sie als fettleibig gelten.
- Sie haben einen BMI von 27 oder höher und mindestens ein gewichtsbedingtes Gesundheitsproblem, wie Diabetes oder Bluthochdruck.

- Sie sind bereit, Ihre Ess- und Bewegungsgewohnheiten zu ändern.

Manche Menschen sollten Saxenda nicht verwenden. Hierzu zählen Personen mit bestimmten Gesundheitsproblemen. Wenn Sie beispielsweise in der Vergangenheit an Pankreatitis, Gallenblasenproblemen oder Nierenproblemen gelitten haben, ist Saxenda möglicherweise nicht sicher für Sie. Es ist wichtig, dass Sie Ihrem Arzt Ihre vollständige Krankengeschichte mitteilen. Sie helfen Ihnen bei der Entscheidung, ob Saxenda die richtige Wahl für Sie ist.

Auch schwangere oder stillende Frauen sollten Saxenda meiden, da die Auswirkungen auf ungeborene oder gestillte Säuglinge nicht vollständig bekannt sind.

Ihr Arzt kann Ihnen helfen, in diesen wichtigen Zeiten den besten Weg zu finden, Ihr Gewicht zu kontrollieren.

Was Sie aus diesem Leitfaden lernen werden

In diesem Leitfaden finden Sie klare und einfache Informationen zur sicheren und effektiven Verwendung von Saxenda. Wir werden viele Themen behandeln, um Sie auf Ihrem Weg zur Gewichtsabnahme zu unterstützen.

Hier sind einige wichtige Dinge, die Sie lernen werden:

1. Saxenda verstehen: Sie erfahren, wie Saxenda wirkt, was es in Ihrem Körper

bewirkt und warum es zur Gewichtsreduktion wirksam ist.

2. Beginn der Behandlung mit Saxenda: Wir besprechen, wie Sie mit der Behandlung beginnen und was Sie in den ersten Wochen der Anwendung von Saxenda erwarten können.

3. Dosierungsplan: Sie finden einen Schritt-für-Schritt-Plan zur korrekten Anwendung von Saxenda, einschließlich der Anleitung, wie Sie Ihre Dosis im Laufe der Zeit sicher erhöhen können.

4. Injektionstechniken: Wir geben Tipps zur richtigen Injektion von Saxenda, damit Sie sich bei der Verwendung des Stifts wohl und sicher fühlen.

5. Umgang mit Nebenwirkungen: Wir erläutern die häufigen Nebenwirkungen von Saxenda und was zu tun ist, wenn Sie eine dieser Nebenwirkungen bemerken. Wenn Sie wissen, wie Sie mit Nebenwirkungen umgehen können, kann Ihr Erlebnis reibungsloser verlaufen.

6. Änderungen des Lebensstils: Beim Abnehmen geht es nicht nur um die Einnahme von Medikamenten. Sie erfahren, wie Sie sich gesund ernähren und wie wichtig regelmäßige Bewegung für eine dauerhafte Gewichtsabnahme ist.

7. Fortschritte verfolgen: Wir besprechen Möglichkeiten, den Überblick über Ihre Abnehmreise zu behalten, einschließlich der Art und Weise, wie Sie kleine Erfolge auf dem Weg feiern können.

8. Umgang mit Herausforderungen: Jede Reise bringt Unebenheiten mit sich. Wir werden Strategien vorstellen, wie man Herausforderungen meistert und motiviert bleibt, wenn es schwierig wird.

9. Langfristiger Erfolg: Abschließend werden wir darüber sprechen, wie Sie Ihren Gewichtsverlust nach dem Absetzen von Saxenda aufrechterhalten können. Die Entwicklung gesunder Gewohnheiten wird Ihnen helfen, ein glücklicheres und gesünderes Leben zu führen.

Am Ende dieses Leitfadens verfügen Sie über das Wissen und die Werkzeuge, um Saxenda effektiv zu nutzen. Sie sind besser darauf vorbereitet, Ihr Gewicht zu kontrollieren und Ihre Ziele zu erreichen.

Denken Sie daran, dass es bei dieser Reise um mehr als nur eine Zahl auf der Skala geht. Es geht darum, sich gut zu fühlen, Energie zu haben und das Leben in vollen Zügen zu genießen. Mit Saxenda und den Informationen in diesem Leitfaden können Sie die Kontrolle über Ihren Weg zur Gewichtsreduktion übernehmen und positive Veränderungen für eine gesündere Zukunft bewirken.

Diese Einleitung bereitet die Bühne für Ihr Buch und stellt sicher, dass es klar, ansprechend und informativ ist. Lassen Sie mich wissen, wenn Sie Anpassungen oder zusätzliche Abschnitte benötigen!

Kapitel 1: Saxenda verstehen

In diesem Kapitel werden wir Saxenda, seinen Hauptbestandteil Liraglutid, untersuchen, wie es in Ihrem Körper wirkt und warum Menschen es zur Gewichtsreduktion verwenden. Wenn Sie diese wichtigen Punkte verstehen, sind Sie besser auf die sichere und effektive Nutzung von Saxenda vorbereitet.

Was ist Liraglutid?

Liraglutid ist ein Arzneimittel, das zu einer Gruppe von Arzneimitteln gehört, die als GLP-1-Agonisten bezeichnet werden. Dies sind lange Namen, aber sie bedeuten, dass Liraglutid wie ein natürliches Hormon in

Ihrem Körper namens Glucagon-ähnliches Peptid-1 (GLP-1) wirkt. Dieses Hormon hilft, Ihren Appetit zu kontrollieren und wie Ihr Körper mit Nahrungsmitteln umgeht.

Liraglutid wird hauptsächlich auf zwei Arten verwendet:

1. Als Saxenda zur Gewichtsreduktion: Saxenda ist der Markenname für Liraglutid, wenn es zur Gewichtskontrolle eingesetzt wird. Es ist für Erwachsene und Kinder ab 12 Jahren mit Übergewicht oder Fettleibigkeit zugelassen.

2. Als Victoza gegen Diabetes: Victoza ist eine weitere Marke von Liraglutid. Es hilft Menschen mit Typ-2-Diabetes, ihren Blutzuckerspiegel zu kontrollieren.

Sowohl Saxenda als auch Victoza sind ähnlich, da sie denselben Wirkstoff, Liraglutid, enthalten. Da sie jedoch unterschiedlichen Zwecken dienen, ist es wichtig, den von Ihrem Arzt verschriebenen Wirkstoff zu verwenden.

Wie funktioniert Saxenda?

Saxenda hilft Ihnen auf verschiedene Weise beim Abnehmen:

1. Sättigungsgefühl: Wenn Sie Saxenda injizieren, fühlen Sie sich nach dem Verzehr kleinerer Nahrungsmengen satt. Dies liegt daran, dass es Bereiche in Ihrem Gehirn beeinflusst, die Ihren Appetit steuern. Möglicherweise bemerken Sie, dass Sie nicht mehr so hungrig sind wie früher.

2. Verlangsamung der Verdauung: Saxenda verlangsamt auch die Geschwindigkeit, mit der sich die Nahrung durch den Magen bewegt. Das bedeutet, dass Sie sich nach dem Essen länger satt fühlen. Wenn die Nahrung länger braucht, um Ihren Magen zu verlassen, kann das dazu beitragen, dass Sie während der Mahlzeiten weniger essen und das Naschen reduzieren.

3. Verbesserung des Blutzuckerspiegels: Während Saxenda hauptsächlich zur Gewichtsreduktion eingesetzt wird, kann es auch zur Verbesserung der Blutzuckerkontrolle beitragen. Dies ist besonders hilfreich für Menschen, die an Diabetes leiden oder gefährdet sind, daran zu erkranken. Eine bessere

Blutzuckerkontrolle kann zu einem insgesamt gesünderen Körper führen.

4. Heißhungerattacken reduzieren: Manche Menschen finden, dass Saxenda dabei hilft, Heißhungerattacken auf ungesunde Lebensmittel zu reduzieren. Wenn der Heißhunger nachlässt, fällt es leichter, eine bessere Lebensmittelauswahl zu treffen. Dies kann zu gesünderen Essgewohnheiten führen und die Gewichtsabnahme unterstützen.

Indem es Ihnen hilft, sich satt zu fühlen, die Verdauung verlangsamt und Heißhungerattacken reduziert, macht es Saxenda einfacher, weniger zu essen und Gewicht zu verlieren. Es ist wichtig zu bedenken, dass Saxenda in Kombination mit einer gesunden Ernährung und regelmäßiger Bewegung am effektivsten ist.

Warum nutzen Menschen Saxenda?

Viele Menschen entscheiden sich aus mehreren Gründen für die Verwendung von Saxenda:

1. Mit dem Gewicht zu kämpfen: Vielen Menschen fällt es schwer, allein durch Diät und Bewegung Gewicht zu verlieren. Möglicherweise haben sie verschiedene Abnehmprogramme ohne Erfolg ausprobiert. Saxenda kann denjenigen, die entschlossen sind, ihre Abnehmziele zu erreichen, zusätzliche Unterstützung bieten.

2. Gesundheitsbedenken: Übergewicht kann zu verschiedenen Gesundheitsproblemen

führen, darunter Herzerkrankungen, Diabetes und Bluthochdruck. Durch die Einnahme von Saxenda hoffen die Menschen, ihr Gewicht zu reduzieren und das Risiko dieser schwerwiegenden Gesundheitsprobleme zu senken. Abnehmen kann die allgemeine Gesundheit verbessern und alltägliche Aktivitäten einfacher und angenehmer machen.

3. Langfristige Ergebnisse: Menschen, die Saxenda verwenden, streben oft nach langfristigen Ergebnissen beim Abnehmen. Sie wollen nicht nur für kurze Zeit abnehmen, sondern es dauerhaft halten. Studien zeigen, dass viele Menschen, die Saxenda anwenden, mehr Gewicht verlieren als diejenigen, die versuchen, ohne Medikamente abzunehmen. Dies kann einen

großen Unterschied in ihrem Leben machen und sie motivieren, ihre gesunden Gewohnheiten fortzusetzen.

4. Unterstützung durch medizinisches Fachpersonal: Wenn sich Menschen für die Anwendung von Saxenda entscheiden, tun sie dies normalerweise unter Anleitung eines Gesundheitsdienstleisters. Diese Unterstützung kann entscheidend sein, um sicherzustellen, dass das Medikament sicher und effektiv angewendet wird. Gesundheitsexperten können Menschen dabei helfen, realistische Ziele zu setzen, einen gesunden Ernährungsplan zu erstellen und zu regelmäßiger Bewegung zu ermutigen.

5. Verbesserte Lebensqualität: Viele Menschen bemerken nach der Einnahme von Saxenda eine verbesserte Lebensqualität. Sie fühlen sich möglicherweise energischer, glücklicher und selbstbewusster. Dies kann zu besseren Beziehungen und einem erfüllteren Leben führen.

Zusammenfassend ist Saxenda ein Medikament, das Menschen hilft, ihr Gewicht zu kontrollieren, indem es den Appetit kontrolliert, die Verdauung verlangsamt und Heißhungerattacken reduziert. Bei diesen Wirkungen spielt der Wirkstoff Liraglutid eine entscheidende Rolle. Menschen entscheiden sich aus verschiedenen Gründen für Saxenda, darunter Gewichtsprobleme, gesundheitliche Bedenken und der Wunsch nach langfristigen Ergebnissen. Mit der Unterstützung von Gesundheitsdienstleistern und dem Engagement für einen gesünderen Lebensstil können viele Menschen ihre Abnehmziele erreichen und ihre Lebensqualität verbessern.

Im weiteren Verlauf dieses Leitfadens werden wir mehr darüber besprechen, wie Sie Saxenda sicher anwenden, etwaige Nebenwirkungen in den Griff bekommen und Ihren Lebensstil nachhaltig ändern können. Saxenda und seine Wirkung zu verstehen, ist der erste Schritt zu einem gesünderen und glücklicheren Menschen.

Wenn Sie Fragen haben oder weitere Informationen benötigen, wenden Sie sich

bitte an Ihren Arzt. Sie stehen Ihnen bei
jedem Schritt zur Seite.

Kapitel 2: Saxenda starten

Mit Saxenda zu beginnen ist ein wichtiger Schritt auf Ihrem Weg zum Abnehmen. In diesem Kapitel besprechen wir, wie Sie mit der Behandlung beginnen, welche ersten Schritte Sie unternehmen müssen und warum es wichtig ist, mit Ihrem Arzt zu sprechen. Wenn Sie diese Punkte verstehen, können Sie Saxenda sicher und effektiv starten.

So beginnen Sie Ihre Behandlung

Bevor Sie mit der Einnahme von Saxenda beginnen, ist es wichtig, sich vorzubereiten. Hier sind die Schritte, die Ihnen den Beginn Ihrer Behandlung erleichtern:

1. Holen Sie sich ein Rezept: Saxenda ist ein verschreibungspflichtiges Medikament. Das bedeutet, dass Sie es von einem Arzt bekommen müssen. Vereinbaren Sie einen Termin mit Ihrem Arzt, um Ihre Gewichtsverlustziele zu besprechen. Ihr Arzt wird Ihren Gesundheitszustand beurteilen, über Ihre Vorgeschichte mit Gewichtsverlust sprechen und feststellen, ob Saxenda für Sie geeignet ist.

2. Erfahren Sie mehr über Saxenda: Es ist wichtig zu verstehen, was Saxenda ist und wie es funktioniert. Ihr Arzt wird Ihnen erklären, wie es Ihnen beim Abnehmen helfen kann und was Sie bei der Anwendung erwarten können. Dazu gehören Informationen zur Dosierung,

Verabreichung und möglichen Nebenwirkungen.

3. Befolgen Sie den Dosierungsplan: Ihr Arzt wird Ihnen einen Dosierungsplan ausstellen. Saxenda wird üblicherweise mit einer niedrigen Dosis begonnen und dann schrittweise gesteigert. Dies hilft Ihrem Körper, sich an das Medikament zu gewöhnen. Um Ihre Sicherheit und Wirksamkeit zu gewährleisten, ist es sehr wichtig, die Anweisungen Ihres Arztes zu befolgen.

4. Bereiten Sie sich auf die Injektion vor: Saxenda wird in einem Fertigpen geliefert, den Sie zum Injizieren des Medikaments verwenden. Bevor Sie beginnen, sollten Sie den Umgang mit dem Stift erlernen. Ihr Arzt

oder Apotheker kann Ihnen zeigen, wie das geht. Um Fehler zu vermeiden, ist es wichtig zu verstehen, wie man Saxenda richtig injiziert.

5. Wählen Sie den richtigen Zeitpunkt: Sie müssen Saxenda einmal täglich injizieren. Sie können einen Zeitpunkt wählen, der am besten zu Ihrem Tagesablauf passt. Manche Menschen nehmen es lieber morgens ein, andere nehmen es lieber abends ein. Am wichtigsten ist, dass Sie es jeden Tag zur gleichen Zeit einnehmen. Dies trägt dazu bei, den Medikamentenspiegel in Ihrem Körper konstant zu halten.

Erste Schritte

Sobald Sie Ihr Rezept erhalten haben und bereit sind, mit Saxenda zu beginnen, sind hier einige wichtige erste Schritte, die Sie unternehmen sollten:

1. Legen Sie Abnehmziele fest: Überlegen Sie, was Sie mit Saxenda erreichen möchten. Das Setzen realistischer Abnehmziele kann Ihnen dabei helfen, motiviert zu bleiben. Oft wird empfohlen, in den ersten sechs Monaten eine Gewichtsabnahme von etwa 5-10 % des gesamten Körpergewichts anzustreben. Wenn Sie beispielsweise 200 Pfund wiegen, ist das Ziel, 10 bis 20 Pfund abzunehmen, realistisch.

2. Erstellen Sie einen gesunden Ernährungsplan: Saxenda wirkt am besten, wenn es mit einer gesunden Ernährung kombiniert wird. Sprechen Sie mit Ihrem Arzt oder einem registrierten Ernährungsberater über die Erstellung eines Ernährungsplans. Konzentrieren Sie sich darauf, mehr Obst, Gemüse, Vollkornprodukte und mageres Eiweiß zu essen. Auch die Einschränkung zuckerhaltiger Lebensmittel und Getränke kann Ihnen beim Abnehmen helfen.

3. Beginnen Sie mit dem Training: Regelmäßige körperliche Aktivität ist ein wichtiger Bestandteil der Gewichtsabnahme. Streben Sie jede Woche mindestens 150 Minuten moderate Bewegung an. Dazu kann Gehen,

Schwimmen oder Tanzen gehören. Finden Sie Aktivitäten, die Ihnen Spaß machen, damit es Spaß macht, aktiv zu bleiben, und nicht zur lästigen Pflicht.

4. Führen Sie ein Tagebuch: Erwägen Sie, ein Tagebuch zu führen, um Ihre Ernährung, Bewegung und Gefühle aufzuzeichnen. Wenn Sie aufschreiben, was Sie essen und wie Sie sich fühlen, können Sie Muster erkennen und Verantwortung übernehmen. Sie können auch etwaige Nebenwirkungen notieren, die während der Anwendung von Saxenda auftreten, was für Gespräche mit Ihrem Arzt hilfreich sein kann.

5. Bleiben Sie hydriert: Ausreichend Wasser zu trinken ist wichtig für Ihre Gesundheit

und kann beim Abnehmen helfen. Versuchen Sie, jeden Tag mindestens 8 Tassen Wasser zu trinken. Wenn Sie ausreichend Flüssigkeit zu sich nehmen, können Sie sich satt fühlen und das Verlangen nach ungesunden Snacks verringern.

Wie wichtig es ist, mit Ihrem Arzt zu sprechen

Die Kommunikation mit Ihrem Arzt ist der Schlüssel zu Ihrem Erfolg mit Saxenda. Hier sind einige Gründe, warum es wichtig ist, mit Ihrem Arzt zu sprechen:

1. Überwachung Ihrer Fortschritte: Ihr Arzt wird Ihre Fortschritte während der Anwendung von Saxenda überprüfen

wollen. Durch regelmäßige Termine können sie sehen, wie gut es Ihnen geht und ob Anpassungen an Ihrem Behandlungsplan vorgenommen werden müssen. Sie können Ihnen dabei helfen, Ihre Abnehmziele auf dem richtigen Weg zu halten.

2. Umgang mit Nebenwirkungen: Bei manchen Menschen können bei der Einnahme von Saxenda Nebenwirkungen auftreten. Häufige Nebenwirkungen sind Übelkeit, Erbrechen, Durchfall und Verstopfung. Sollten bei Ihnen Nebenwirkungen auftreten, sprechen Sie unbedingt mit Ihrem Arzt. Sie können Ihnen dabei helfen, mit diesen Auswirkungen umzugehen und zu entscheiden, ob Sie Ihre Dosierung ändern oder alternative Optionen in Betracht ziehen müssen.

3. Bedenken ausräumen: Wenn Sie Fragen oder Bedenken bezüglich der Anwendung von Saxenda haben, zögern Sie nicht, Ihren Arzt zu fragen. Sie helfen Ihnen dabei, das Medikament zu verstehen und sicherzustellen, dass Sie es sicher anwenden. Das Besprechen Ihrer Gefühle und Erfahrungen kann Ihnen dabei helfen, sich auf Ihrem Weg zur Gewichtsreduktion sicherer zu fühlen.

4. Anpassen Ihres Plans: Ihr Arzt kann Ihnen dabei helfen, Ihren Ernährungs- und Trainingsplan entsprechend Ihren Fortschritten anzupassen. Wenn etwas nicht funktioniert, können sie Änderungen vorschlagen, die Ihnen helfen, motiviert und erfolgreich zu bleiben.

5. Verstehen Sie Ihre Gesundheit: Es ist wichtig, dass Sie Ihrem Arzt Ihre vollständige Krankengeschichte mitteilen. Dazu gehören alle Medikamente, die Sie derzeit einnehmen, Allergien und andere Erkrankungen. Wenn Sie Ihren Gesundheitszustand kennen, kann Ihr Arzt Ihnen die bestmögliche Pflege bieten.

Zusammenfassend lässt sich sagen, dass der Start von Saxenda mehrere wichtige Schritte umfasst. Sie müssen sich ein Rezept besorgen, sich über das Medikament informieren und den Dosierungsplan Ihres Arztes befolgen. Das Setzen realistischer Abnehmziele, die Erstellung eines gesunden Ernährungsplans und regelmäßige Bewegung werden Ihnen zum Erfolg verhelfen. Die Kommunikation mit Ihrem

Arzt ist wichtig, um Ihre Fortschritte zu überwachen, Nebenwirkungen zu bewältigen und Ihren Plan bei Bedarf anzupassen.

Wenn Sie diese Schritte unternehmen, können Sie Ihre Reise mit Saxenda selbstbewusst beginnen. Denken Sie daran, es ist eine Teamleistung und Ihr Arzt steht Ihnen auf diesem Weg zur Seite. Mit dem richtigen Plan und der richtigen Entschlossenheit können Sie Ihre Abnehmziele erreichen und Ihre allgemeine Gesundheit verbessern.

Kapitel 3:
Saxenda-Dosierungsplan

In diesem Kapitel besprechen wir den Saxenda-Dosierungsplan. Dazu gehört, dass Sie verstehen, was eine Dosistitration ist, wie Sie den Dosierungsplan befolgen und was Sie über Dosiserhöhungen wissen sollten. Es ist wichtig, den richtigen Dosierungsplan einzuhalten, um sicherzustellen, dass Saxenda bei Ihnen gut wirkt.

Was ist Dosistitration?

Die Dosistitration ist eine Möglichkeit, die Menge des von Ihnen eingenommenen Arzneimittels anzupassen. Für Saxenda bedeutet das, mit einer kleinen Dosis zu beginnen und diese langsam zu steigern. Dieser Ansatz hilft Ihrem Körper, sich an das Medikament zu gewöhnen. Deshalb ist eine Dosistitration wichtig:

1. Nebenwirkungen reduzieren: Wenn Sie mit einer niedrigen Dosis beginnen, kann dies dazu beitragen, das Risiko von Nebenwirkungen zu verringern. Viele Menschen verspüren Übelkeit oder Magenbeschwerden, wenn sie zum ersten Mal mit der Einnahme von Saxenda beginnen. Wenn Sie langsam beginnen, kann sich Ihr Körper besser an die Medikamente gewöhnen.

2. Die richtige Dosis finden: Jeder Körper ist anders. Was für eine Person funktioniert,

funktioniert möglicherweise nicht für eine andere Person. Durch die Dosistitration kann Ihr Arzt die beste Dosis für Sie finden. Sie werden beobachten, wie Sie sich fühlen und gegebenenfalls Änderungen vornehmen.

3. Verbesserung der Wirksamkeit: Eine schrittweise Erhöhung der Dosis kann dazu beitragen, die Wirksamkeit von Saxenda zu steigern. Wenn sich Ihr Körper an das Medikament gewöhnt, kann es bei der Gewichtsabnahme besser wirken.

4. Auf Nummer sicher gehen: Die Dosistitration ist ein sicherer Weg, mit der Einnahme eines neuen Medikaments zu beginnen. Es hilft, Problemen vorzubeugen,

die auftreten können, wenn Sie sofort zu viel Arzneimittel einnehmen.

So befolgen Sie den Dosierungsplan

Es ist sehr wichtig, den Dosierungsplan für Saxenda einzuhalten. Hier sind Schritte, die Ihnen helfen, den Plan korrekt zu befolgen:

1. Beginnen Sie mit der Anfangsdosis: Wenn Sie mit Saxenda beginnen, beginnen Sie mit einer niedrigen Dosis. Normalerweise beträgt diese 0,6 mg pro Tag. Zur Injektion des Medikaments verwenden Sie den Fertigpen. Ihr Arzt wird Ihnen zeigen, wie das geht.

2. Erhöhen Sie die Dosis wöchentlich: Nach einer Woche erhöhen Sie die Dosis auf 1,2

mg. Wenn Sie sich gut fühlen und keine größeren Nebenwirkungen verspüren, erhöhen Sie die Dosis jede Woche weiter. Hier ist der übliche Zeitplan:

- Woche 1: 0,6 mg

- Woche 2: 1,2 mg

- Woche 3: 1,8 mg

- Woche 4: 2,4 mg

- Woche 5 und darüber hinaus: 3,0 mg (dies ist die höchste Dosis)

3. Halten Sie einen Zeitplan ein: Es ist hilfreich, einen Zeitplan für Ihre Dosen einzuhalten. Notieren Sie, welche Dosis Sie jeden Tag einnehmen. Dies kann Ihnen helfen, sich daran zu erinnern, wann Sie Ihre Dosis erhöhen müssen, und sicherstellen, dass Sie keine Injektionen verpassen.

4. Überwachen Sie Ihren Körper: Achten Sie darauf, wie sich Ihr Körper nach jeder Dosis anfühlt. Wenn Sie Nebenwirkungen bemerken, machen Sie sich Notizen. Diese Informationen sind für Ihren Arzt wichtig. Wenn Sie sich zu krank oder unwohl fühlen, teilen Sie dies Ihrem Arzt mit. Sie könnten vorschlagen, länger zu warten, bevor sie die Dosis erhöhen.

5. Bleiben Sie konsequent: Nehmen Sie Ihre Saxenda-Injektion jeden Tag zur gleichen Zeit ein. Die Konsistenz hilft Ihrem Körper, sich an das Medikament zu gewöhnen. Es erleichtert auch die Erinnerung an die Einnahme.

Die Dosiserhöhungen verstehen

Wenn Sie den Dosierungsplan befolgen, ist es wichtig, die Dosiserhöhungen zu verstehen. Folgendes müssen Sie wissen:

1. Zweck der Erhöhungen: Das Ziel der Dosiserhöhung besteht darin, die Menge zu finden, die für Sie am besten wirkt. Die endgültige Dosis kann Ihnen dabei helfen, bessere Ergebnisse beim Abnehmen zu erzielen. Allerdings sollten die Steigerungen vorsichtig und langsam erfolgen.

2. Mögliche Nebenwirkungen: Wenn Sie die Dosis erhöhen, können Nebenwirkungen auftreten. Häufige Nebenwirkungen sind Übelkeit, Durchfall und Magenbeschwerden. Diese Effekte können

verstärkt auftreten, wenn Sie das Medikament zum ersten Mal einnehmen oder die Dosis erhöhen. Wenn Sie sich zu unwohl fühlen, sprechen Sie mit Ihrem Arzt. Sie schlagen möglicherweise eine Anpassung des Dosierungsplans vor.

3. Wann Sie mit der Erhöhung aufhören sollten: Wenn Sie die höchste Dosis von 3,0 mg erreicht haben und immer noch keine Ergebnisse sehen, oder wenn Sie anhaltende Nebenwirkungen haben, kann Ihr Arzt Ihnen raten, Saxenda abzusetzen. Es ist wichtig, mit Ihrem Arzt darüber zu sprechen, wie Sie sich fühlen.

4. Anweisungen Ihres Arztes: Befolgen Sie immer die Anweisungen Ihres Arztes bezüglich Dosiserhöhungen. Sie kennen Ihre

Krankengeschichte und können die besten Entscheidungen für Ihre Behandlung treffen. Wenn Sie sich über den Dosierungsplan nicht sicher sind, stellen Sie Fragen. Ihr Arzt ist für Sie da.

5. Anpassen des Zeitplans: Manchmal empfiehlt Ihr Arzt je nach Ihrer individuellen Situation einen anderen Zeitplan zur Erhöhung der Dosis. Es ist wichtig, flexibel und offen für Anpassungen zu sein. Ihr Arzt wird Sie dabei unterstützen, die besten Entscheidungen für Ihren Weg zur Gewichtsabnahme zu treffen.

Abschluss

Das Verständnis des Saxenda-Dosierungsplans ist ein wesentlicher Bestandteil für den Beginn

Ihrer Gewichtsabnahme. Wenn Sie wissen, was eine Dosistitration ist und wie Sie den Dosierungsplan befolgen, können Sie Saxenda sicher und effektiv anwenden. Denken Sie daran, Ihr Wohlbefinden zu überwachen, Ihre Injektionen konsequent einzuhalten und immer mit Ihrem Arzt zu kommunizieren.

Mit dem richtigen Ansatz kann Saxenda ein wertvolles Hilfsmittel beim Erreichen Ihrer Abnehmziele sein. Das Befolgen des Dosierungsplans kann dazu beitragen, dass Sie die besten Ergebnisse erzielen und gleichzeitig Nebenwirkungen minimieren. Ihre Gesundheit hat Priorität. Nehmen Sie sich daher die Zeit, den Dosierungsplan zu verstehen und befolgen Sie ihn sorgfältig. Auf diese Weise können Sie sich auf den

Erfolg vorbereiten und auf eine gesündere
Person hinarbeiten.

Kapitel 4: Sichere Injektionstechniken

Für die Anwendung von Saxenda müssen Sie sich selbst eine Injektion verabreichen. In diesem Kapitel erfahren Sie, wie Sie Saxenda sicher und bequem injizieren. Wir besprechen, wo gespritzt werden muss, wie man sich auf die Injektion vorbereitet und welche Tipps man für eine möglichst schmerzfreie Durchführung gibt.

Wo man Saxenda injiziert

Zu wissen, wo die Injektion erfolgen muss, ist sowohl für die Sicherheit als auch für den Komfort wichtig. Sie haben mehrere

Möglichkeiten, wo Sie sich die Injektion verabreichen:

1. Bauch: Der Bauchbereich ist ein toller Ort. Sie können die Injektion überall im Magen durchführen, vermeiden Sie jedoch den Bereich um Ihren Nabel (Bauchnabel). Stellen Sie sicher, dass Sie einen Abstand von mindestens fünf Zentimetern einhalten. Dieser Bereich enthält viel Fett, wodurch das Arzneimittel besser aufgenommen werden kann.

2. Oberschenkel: Sie können für die Injektion auch den äußeren Teil Ihres Oberschenkels verwenden. Dieser Bereich ist leicht zu erreichen und kann bequem sein. Achten Sie darauf, den oberen Teil

Ihres Oberschenkels zu wählen, etwa auf halber Höhe.

3. Oberarm: Die Rückseite Ihres Oberarms ist eine weitere gute Stelle. Möglicherweise benötigen Sie jemanden, der Ihnen bei dieser Stelle hilft, da sie schwer zu erreichen sein kann.

4. Rotation der Injektionsstellen: Es ist wichtig, die Injektionsstelle bei jeder Injektion von Saxenda zu wechseln. Die wiederholte Anwendung derselben Stelle kann zu Reizungen oder Klumpen führen. Wechseln Sie zwischen verschiedenen Bereichen Ihres Bauches, Oberschenkels und Oberarms.

5. Überprüfen Sie, ob Hauterkrankungen vorliegen: Sehen Sie sich vor der Injektion die Haut an der Stelle an, an der Sie die Injektion vornehmen möchten. Stellen Sie sicher, dass keine Schnitte, Prellungen oder Infektionen vorliegen. Wenn Ihnen etwas Ungewöhnliches auffällt, wählen Sie eine andere Website.

So bereiten Sie die Injektion vor

Die Vorbereitung auf die Injektion ist ein einfacher Vorgang. So gehen Sie Schritt für Schritt vor:

1. Waschen Sie Ihre Hände: Waschen Sie Ihre Hände vor allem gründlich mit Wasser und Seife. Saubere Hände verhindern, dass Keime in Ihren Körper gelangen.

2. Sammeln Sie Ihre Vorräte: Sie benötigen Ihren Saxenda-Stift, Alkoholtupfer und einen Behälter für scharfe Gegenstände für gebrauchte Nadeln. Stellen Sie sicher, dass alles in Reichweite ist, bevor Sie beginnen.

3. Entfernen Sie die Kappe: Nehmen Sie die Kappe vom Saxenda-Stift ab. Überprüfen Sie das Arzneimittel im Stift, um sicherzustellen, dass es klar und frei von Partikeln aussieht. Wenn Sie etwas Ungewöhnliches bemerken, verwenden Sie den Stift nicht.

4. Befestigen Sie die Nadel: Wenn an Ihrem Pen keine Nadel angebracht ist, nehmen Sie eine neue Nadel und schrauben Sie sie auf den Pen. Achten Sie darauf, den scharfen

Teil der Nadel nicht zu berühren. Dadurch bleibt es sauber.

5. Bereiten Sie den Stift vor: Um sicherzustellen, dass der Stift ordnungsgemäß funktioniert, müssen Sie ihn vorbereiten. Drehen Sie dazu den Dosiswähler auf 0,6 mg und drücken Sie den Injektionsknopf. An der Nadelspitze sollte ein Tropfen des Arzneimittels zu sehen sein. Wenn Sie keinen Tropfen sehen, wiederholen Sie diesen Schritt, bis Sie ihn sehen.

6. Reinigen Sie die Injektionsstelle: Nehmen Sie einen Alkoholtupfer und reinigen Sie den Bereich, in den Sie injizieren möchten. Lassen Sie die Haut trocknen. Dies beugt

Infektionen vor und erleichtert die Injektion.

7. Machen Sie sich bereit für die Injektion: Halten Sie den Pen wie einen Bleistift mit einer Hand. Drücken Sie mit der anderen Hand die Haut um die Injektionsstelle herum zusammen, sodass eine kleine Falte entsteht. Dadurch kann die Nadel leichter eingeführt werden.

Tipps für eine schmerzfreie Injektion

Die Injektion von Saxenda muss nicht schmerzhaft sein. Hier sind einige Tipps, die Ihnen helfen, Ihre Injektion so angenehm wie möglich zu gestalten:

1. Entspannen: Es ist wichtig, ruhig und entspannt zu bleiben. Wenn Sie angespannt sind, kann es mehr weh tun. Atmen Sie vor der Injektion ein paar Mal tief durch, um sich zu entspannen.

2. Schnell injizieren: Wenn Sie bereit sind, stechen Sie die Nadel schnell in die Haut ein. Eine schnelle Injektion kann weniger schmerzhaft sein als eine langsame. Zögern Sie nicht; tun Sie es einfach!

3. Injektionswinkel: Führen Sie die Nadel bei den meisten Injektionsstellen in einem 90-Grad-Winkel ein. Das bedeutet, dass die Nadel gerade nach oben und unten zeigen sollte. Wenn Sie in einen Fettbereich injizieren, können Sie in einem 45-Grad-Winkel injizieren, dies ist für

Saxenda jedoch normalerweise nicht erforderlich.

4. Drücken Sie den Knopf fest: Drücken Sie den Injektionsknopf fest, um das Arzneimittel zu verabreichen. Lassen Sie die Nadel nach der Injektion einige Sekunden lang drin, um sicherzustellen, dass das gesamte Arzneimittel eindringt.

5. Entfernen Sie die Nadel: Sobald Sie die volle Dosis injiziert haben, ziehen Sie die Nadel schnell heraus. Verwenden Sie eine sanfte Bewegung; Es besteht keine Notwendigkeit, es herauszuziehen.

6. Entsorgen Sie die Nadel sicher: Legen Sie die gebrauchte Nadel nach der Injektion in einen Behälter für scharfe Gegenstände.

Werfen Sie es niemals in den normalen Müll. Dies trägt dazu bei, Sie und andere vor Nadelverletzungen zu schützen.

7. Üben Sie Druck aus: Wenn Sie nach der Injektion eine Blutung bemerken, drücken Sie vorsichtig mit einem Wattebausch oder einer Gaze auf die Stelle. Bei Bedarf können Sie auch einen kleinen Verband anlegen.

8. Ablenkung nutzen: Wenn Sie wegen der Injektion nervös sind, versuchen Sie, sich abzulenken. Während Sie die Injektion vorbereiten und injizieren, können Sie auf Ihr Telefon schauen, Musik hören oder mit jemandem chatten.

Abschluss

Die Injektion von Saxenda kann einschüchternd wirken, muss aber nicht sein. Wenn Sie wissen, wo die Injektion erfolgen soll, wie Sie sie vorbereiten und Tipps für eine schmerzfreie Injektion befolgen, kann dies den Vorgang erleichtern. Üben Sie sichere Injektionstechniken, um sicherzustellen, dass Sie Saxenda effektiv und bequem anwenden.

Denken Sie daran, die Injektionsstellen zu wechseln, alles sauber zu halten und bei Bedenken mit Ihrem Arzt zu sprechen. Mit ein wenig Übung werden Sie sich bei der Verabreichung der Spritze sicherer fühlen und auf Ihrem Weg zur Gewichtsabnahme auf dem richtigen Weg bleiben. Ihre Gesundheit ist wichtig und die Befolgung dieser sicheren Injektionstechniken wird Ihnen dabei helfen, Saxenda erfolgreich anzuwenden.

Kapitel 5: Umgang mit Nebenwirkungen

Die Verwendung von Saxenda kann vielen Menschen helfen, Gewicht zu verlieren und ihre Gesundheit zu verbessern. Allerdings kann Saxenda, wie jedes Arzneimittel, Nebenwirkungen haben. In diesem Kapitel erfahren Sie, welche häufigen Nebenwirkungen von Saxenda auftreten, was Sie bei Unwohlsein tun können und wann es wichtig ist, Ihren Arzt zu kontaktieren.

Häufige Nebenwirkungen von Saxenda

Wenn Sie mit der Anwendung von Saxenda beginnen, werden Sie möglicherweise einige

Nebenwirkungen bemerken. Nicht jeder wird davon betroffen sein und viele Nebenwirkungen sind mild. Hier sind einige häufige Nebenwirkungen, die auftreten können:

1. Übelkeit: Dies ist der Zeitpunkt, an dem Sie das Gefühl haben, dass Sie sich übergeben müssen. Es ist eine der häufigsten Nebenwirkungen. Übelkeit tritt normalerweise auf, wenn Sie zum ersten Mal mit der Einnahme von Saxenda beginnen. Es kann nach einigen Tagen oder Wochen verschwinden, wenn sich Ihr Körper an das Arzneimittel gewöhnt.

2. Erbrechen: Manchmal kann Übelkeit zu Erbrechen führen. Wenn Sie sich sehr krank fühlen, kann es sein, dass Sie sich übergeben. Trinken Sie in diesem Fall klare

Flüssigkeiten, um den Flüssigkeitshaushalt aufrechtzuerhalten.

3. Durchfall: Dies tritt auf, wenn Sie weichen oder wässrigen Stuhl haben. Durchfall kann zu Unwohlsein führen, bessert sich aber oft von selbst. Achten Sie darauf, viel Wasser zu trinken, damit Sie nicht dehydrieren.

4. Verstopfung: Dies liegt vor, wenn Sie Probleme beim Toilettengang haben oder harten Stuhlgang haben. Der Verzehr von mehr Ballaststoffen und das Trinken von Wasser können helfen, Verstopfung vorzubeugen.

5. Magenschmerzen: Möglicherweise verspüren Sie Schmerzen oder Krämpfe im

Bauch. Dies kann passieren, wenn sich Ihr Körper an Saxenda gewöhnt. Wenn die Schmerzen stark sind oder nicht verschwinden, sprechen Sie mit Ihrem Arzt.

6. Appetitverlust: Manche Menschen verspüren möglicherweise weniger Hunger, wenn sie Saxenda einnehmen. Dies kann beim Abnehmen hilfreich sein, achten Sie jedoch darauf, ausreichend gesunde Lebensmittel zu sich zu nehmen.

7. Kopfschmerzen: Es kann zu Kopfschmerzen kommen, insbesondere wenn Sie das Medikament zum ersten Mal einnehmen. Wasser zu trinken und sich auszuruhen kann helfen, Kopfschmerzen zu lindern.

8. Müdigkeit: Einige Benutzer berichten, dass sie sich müder fühlen als gewöhnlich. Stellen Sie sicher, dass Sie bei Bedarf ausreichend schlafen und sich ausruhen.

9. Schwindel: Schwindel kann auftreten, insbesondere wenn Sie schnell aufstehen. Wenn Ihnen schwindelig wird, setzen Sie sich hin, bis das Gefühl nachlässt.

10. Veränderungen der Herzfrequenz: Saxenda kann Ihre Herzfrequenz beeinflussen. Möglicherweise bemerken Sie, dass Ihr Herz schneller oder langsamer als gewöhnlich schlägt.

Die meisten dieser Nebenwirkungen sind vorübergehend und verschwinden, wenn sich Ihr Körper an das Medikament gewöhnt. Es ist wichtig, im Auge zu behalten, wie Sie sich fühlen und welche Nebenwirkungen Sie bemerken.

Was tun, wenn Sie sich unwohl fühlen?

Wenn bei Ihnen Nebenwirkungen auftreten, können Sie folgende Maßnahmen ergreifen, um sich besser zu fühlen:

1. Bleiben Sie ausreichend Flüssigkeit: Wenn Sie Übelkeit verspüren oder Durchfall haben, ist es sehr wichtig, viel Flüssigkeit zu sich zu nehmen. Wasser ist am besten. Sie können auch klare Brühe oder Elektrolytgetränke ausprobieren, um Ihren Körper im Gleichgewicht zu halten.

2. Essen Sie kleine Mahlzeiten: Wenn Sie Appetitlosigkeit oder Übelkeit verspüren, versuchen Sie, über den Tag verteilt kleine Mahlzeiten statt drei großer Mahlzeiten zu sich zu nehmen. Der Verzehr kleinerer Mengen kann helfen, Übelkeit zu lindern.

3. Ruhen Sie sich aus: Wenn Sie sich müde oder erschöpft fühlen, gönnen Sie sich Ruhe. Machen Sie Pausen und unternehmen Sie Aktivitäten, die beruhigend und sanft sind.

4. Schmerzen lindern: Wenn Sie Magen- oder Kopfschmerzen haben, können rezeptfreie Schmerzmittel wie Paracetamol oder Ibuprofen helfen. Fragen Sie jedoch immer Ihren Arzt, bevor Sie neue Medikamente einnehmen.

5. Führen Sie ein Tagebuch: Notieren Sie die Nebenwirkungen, die bei Ihnen auftreten, auch wann sie auftreten und wie schwerwiegend sie sind. Dies kann Ihnen und Ihrem Arzt helfen, die Reaktionen Ihres Körpers besser zu verstehen.

6. Sprechen Sie mit Freunden oder der Familie: Es kann hilfreich sein, jemandem, dem Sie vertrauen, mitzuteilen, wie Sie sich fühlen. Vielleicht haben sie Tipps oder können Sie in dieser Zeit unterstützen.

Wann Sie Ihren Arzt kontaktieren sollten

Während die meisten Nebenwirkungen mild und vorübergehend sind, gibt es Situationen, in denen Sie sofort Ihren Arzt kontaktieren sollten. Hier sind Anzeichen dafür, dass Sie sich Hilfe holen sollten:

1. Schwere Übelkeit oder Erbrechen: Wenn Übelkeit oder Erbrechen sehr stark werden und nicht verschwinden, wenden Sie sich an Ihren Arzt. Möglicherweise benötigen Sie Medikamente, die dabei helfen.

2. Starke Bauchschmerzen: Wenn Sie starke Bauchschmerzen verspüren, die nicht besser werden, ist es wichtig, dass Sie sich an Ihren Arzt wenden. Möglicherweise möchten Sie nach schwerwiegenden Problemen suchen.

3. Dehydrierung: Zu den Anzeichen einer Dehydrierung gehören extremer Durst, trockener Mund, sehr dunkler Urin oder Schwindelgefühle beim Aufstehen. Wenn

Sie diese Symptome bemerken, rufen Sie Ihren Arzt an.

4. Allergische Reaktionen: Wenn Sie einen Ausschlag, Juckreiz, eine Schwellung Ihres Gesichts, Ihrer Lippen oder Ihrer Zunge entwickeln oder Schwierigkeiten beim Atmen haben, suchen Sie sofort einen Arzt auf. Dies könnten Anzeichen einer schwerwiegenden allergischen Reaktion sein.

5. Stimmungs- oder Verhaltensänderungen: Wenn Sie erhebliche Stimmungsschwankungen bemerken, z. B. wenn Sie sich sehr traurig oder ängstlich fühlen, informieren Sie Ihren Arzt. Manchmal können Medikamente unser Befinden beeinflussen.

6. Veränderungen der Herzfrequenz: Wenn Sie das Gefühl haben, dass Ihr Herz auf ungewöhnliche Weise rast oder pocht, insbesondere wenn Ihnen schwindelig oder benommen wird, wenden Sie sich an Ihren Arzt. Dies kann dazu beitragen, dass Ihr Herz gesund ist.

7. Ungewöhnliche Müdigkeit: Wenn Sie extreme Müdigkeit verspüren, die Ihre täglichen Aktivitäten beeinträchtigt, ist es wichtig, mit Ihrem Arzt zu sprechen. Möglicherweise muss Ihr allgemeiner Gesundheitszustand beurteilt werden.

8. Anhaltende Nebenwirkungen: Wenn eine Nebenwirkung länger als ein paar Tage anhält oder sich verschlimmert, wenden Sie sich an Ihren Arzt. Möglicherweise müssen

Sie Ihre Dosierung anpassen oder Unterstützung leisten.

Abschluss

Der Umgang mit Nebenwirkungen ist ein wichtiger Teil der Anwendung von Saxenda. Wenn Sie wissen, was Sie erwartet, können Sie sich besser vorbereitet fühlen. Denken Sie daran, dass viele Nebenwirkungen häufig auftreten und oft verschwinden, wenn sich Ihr Körper daran gewöhnt. Wenn Sie ausreichend Flüssigkeit zu sich nehmen, kleine Mahlzeiten zu sich nehmen und sich ausruhen, können Sie die Beschwerden lindern.

Achten Sie immer darauf, wie Sie sich fühlen, und zögern Sie nicht, Ihren Arzt aufzusuchen, wenn sich etwas nicht richtig anfühlt. Ihre Gesundheit und Sicherheit sind sehr wichtig. Durch den sorgfältigen Umgang mit Nebenwirkungen können Sie auf Ihrem Weg zur Gewichtsabnahme auf dem richtigen Weg bleiben und die Vorteile genießen, die Saxenda zu bieten hat.

Kapitel 6: Änderungen des Lebensstils zur Gewichtsreduktion

Die Verwendung von Saxenda kann Ihnen beim Abnehmen helfen, funktioniert aber am besten, wenn Sie auch eine gesunde Lebensweise ändern. In diesem Kapitel erfahren Sie, wie Sie sich während der Anwendung von Saxenda gesund ernähren, wie wichtig Bewegung ist und wie Sie auf Ihrem Weg zur Gewichtsabnahme motiviert bleiben.

Gesunde Ernährung während der Anwendung von Saxenda

Gesunde Ernährung ist ein wichtiger Bestandteil beim Abnehmen. Saxenda hilft Ihnen, weniger Hunger zu verspüren, aber Sie müssen trotzdem die richtigen Lebensmittel auswählen. Hier sind einige Tipps, die Ihnen helfen, sich gesünder zu ernähren:

1. Konzentrieren Sie sich auf Obst und Gemüse: Obst und Gemüse sind voller Vitamine, Mineralien und Ballaststoffe. Sie können dazu beitragen, dass Sie sich satt fühlen, ohne zu viele Kalorien hinzuzufügen. Versuchen Sie, zu jeder Mahlzeit die Hälfte Ihres Tellers mit buntem Obst und Gemüse zu füllen.

2. Wählen Sie Vollkornprodukte: Vollkornprodukte wie brauner Reis, Vollkornbrot und Haferflocken sind besser als weiße Körner. Sie enthalten mehr Nährstoffe und Ballaststoffe, wodurch Sie sich länger satt fühlen können.

3. Nehmen Sie magere Proteine zu sich: Lebensmittel wie Hühnchen, Fisch, Bohnen und Nüsse sind großartige Proteinquellen. Protein hilft beim Muskelaufbau und sorgt für ein Sättigungsgefühl. Versuchen Sie, in jede Mahlzeit eine Quelle mageren Proteins aufzunehmen.

4. Achten Sie auf Portionsgrößen: Auch gesunde Lebensmittel können zu einer Gewichtszunahme führen, wenn Sie zu viel essen. Verwenden Sie kleinere Teller, um Ihre Portionen besser kontrollieren zu

können. Denken Sie daran: Es ist in Ordnung, Essen auf dem Teller zu lassen, wenn Sie sich satt fühlen.

5. Begrenzen Sie zuckerhaltige und verarbeitete Lebensmittel: Lebensmittel wie Süßigkeiten, Limonade und Fast Food enthalten oft viel Zucker und ungesunde Fette. Diese Lebensmittel können viele Kalorien hinzufügen, ohne dass Sie sich satt fühlen. Versuchen Sie, diese Lebensmittel einzuschränken und stattdessen gesündere Snacks wie Obst oder Nüsse zu wählen.

6. Bleiben Sie hydriert: Ausreichend Wasser zu trinken ist sehr wichtig. Manchmal, wenn Sie hungrig sind, haben Sie vielleicht einfach nur Durst. Versuchen Sie, mindestens 8 Gläser Wasser pro Tag zu

trinken. Auch Kräutertees und Wasser mit Zitrone können erfrischende Optionen sein.

7. Planen Sie Ihre Mahlzeiten: Wenn Sie Ihre Mahlzeiten im Voraus planen, können Sie gesündere Entscheidungen treffen. Nehmen Sie sich jede Woche Zeit, um zu entscheiden, was Sie essen möchten. Dies kann Entscheidungen in letzter Minute verhindern, die möglicherweise nicht gesund sind.

8. Führen Sie ein Ernährungstagebuch: Wenn Sie aufschreiben, was Sie essen, können Sie sich über Ihre Entscheidungen im Klaren sein. Ein Ernährungstagebuch kann Ihnen auch dabei helfen, Muster in Ihren Essgewohnheiten zu erkennen. Möglicherweise bemerken Sie Zeiten, in denen Sie aus Langeweile oder Stress essen.

Indem Sie sich auf gesunde Ernährung konzentrieren, können Sie die Vorteile von Saxenda maximieren und Ihre Abnehmziele unterstützen.

Die Rolle der Übung

Bewegung ist ein weiterer wichtiger Bestandteil beim Abnehmen. Es hilft Ihnen, Kalorien zu verbrennen, Muskeln aufzubauen und Ihr Herz gesund zu halten. Hier sind einige Tipps, wie Sie Bewegung in Ihre Routine integrieren können:

1. Beginnen Sie langsam: Wenn Sie es nicht gewohnt sind, Sport zu treiben, beginnen Sie mit kleinen Aktivitäten. Ein guter Anfang ist ein täglicher Spaziergang von 10 bis 15 Minuten. Wenn Sie sich wohler

fühlen, erhöhen Sie schrittweise die Zeit und Intensität Ihres Trainings.

2. Finden Sie Aktivitäten, die Ihnen Spaß machen: Sport muss nicht langweilig sein. Probieren Sie verschiedene Aktivitäten aus, um herauszufinden, was Ihnen gefällt. Sie können gerne tanzen, schwimmen, Rad fahren oder Sport treiben. Je mehr Spaß es Ihnen macht, desto wahrscheinlicher ist es, dass Sie dabei bleiben.

3. Setzen Sie sich realistische Ziele: Setzen Sie sich kleine, erreichbare Ziele für Ihr Trainingsprogramm. Beispielsweise könnten Sie versuchen, an fünf Tagen in der Woche jeweils 30 Minuten am Tag zu Fuß zu gehen. Wenn Sie Ihr Ziel erreicht haben, belohnen Sie sich mit etwas Lustigem, wie

einem Filmabend oder neuen Trainingsgeräten.

4. Abwechslung: Verschiedene Übungen können Ihnen dabei helfen, verschiedene Muskeln zu trainieren und Langeweile vorzubeugen. Versuchen Sie, eine Mischung aus Aerobic-Aktivitäten (wie Laufen oder Radfahren) und Krafttraining (wie Gewichtheben oder Yoga) in Ihre Routine einzubeziehen.

5. Bleiben Sie den ganzen Tag über aktiv: Suchen Sie nach Möglichkeiten, tagsüber aktiv zu sein. Nehmen Sie die Treppe statt den Aufzug, gehen Sie zu nahegelegenen Orten zu Fuß oder mit dem Fahrrad oder machen Sie ein paar Dehnübungen,

während Sie fernsehen. Jedes kleine bisschen zählt!

6. Machen Sie Bewegung zur Gewohnheit: Versuchen Sie, jeden Tag eine bestimmte Zeit für das Training einzuplanen. Es kann hilfreich sein, es wie einen wichtigen Termin zu behandeln. Konstanz ist der Schlüssel dazu, Bewegung zu einem regelmäßigen Teil Ihres Lebens zu machen.

7. Hören Sie auf Ihren Körper: Es ist wichtig, darauf zu achten, wie sich Ihr Körper während des Trainings anfühlt. Wenn Sie Schmerzen oder Unbehagen verspüren, halten Sie inne und ruhen Sie sich aus. Es ist in Ordnung, Pausen einzulegen oder die Übungen an Ihr Wohlbefinden anzupassen.

8. Treten Sie einer Gruppe oder einem Kurs bei: Manchmal kann das Training mit anderen Sie motivieren. Suchen Sie nach lokalen Kursen, Vereinen oder Gruppen, in denen Sie Leute treffen können, die sich auch für Fitness interessieren.

Indem Sie Bewegung zu einem regelmäßigen Teil Ihres Lebens machen, können Sie Ihre Bemühungen zur Gewichtsabnahme steigern und Ihre allgemeine Gesundheit verbessern.

So bleiben Sie motiviert

Motiviert zu bleiben kann eine Herausforderung sein, ist aber für den langfristigen Erfolg sehr wichtig. Hier sind einige Tipps, die Ihnen helfen, auf dem richtigen Weg zu bleiben:

1. Setzen Sie sich klare Ziele: Schreiben Sie konkrete Ziele für Ihre Gewichtsabnahme auf. Versuchen Sie beispielsweise, eine bestimmte Menge an Gewicht zu verlieren oder in eine bestimmte Konfektionsgröße zu passen. Stellen Sie sicher, dass Ihre Ziele realistisch und erreichbar sind.

2. Verfolgen Sie Ihre Fortschritte: Führen Sie ein Tagebuch oder verwenden Sie eine App, um Ihre Nahrungsaufnahme, Ihr Training und Ihren Gewichtsverlust zu verfolgen. Es kann sehr ermutigend sein, Ihre Fortschritte zu sehen. Feiern Sie unterwegs jeden kleinen Erfolg.

3. Belohnen Sie sich selbst: Richten Sie ein Belohnungssystem ein, wenn Sie Ihre Ziele erreichen. Gönnen Sie sich etwas Besonderes, zum Beispiel ein neues Buch, einen Wellnesstag oder einen unterhaltsamen Ausflug. Stellen Sie nur sicher, dass Ihre Belohnungen nichts mit Essen zu tun haben!

4. Bleiben Sie positiv: Umgeben Sie sich mit positiven Einflüssen. Verbringen Sie Zeit mit Freunden und Familie, die Ihre Ziele unterstützen. Vermeiden Sie negative Gespräche über Gewicht oder Körperbild.

5. Visualisieren Sie Ihren Erfolg: Stellen Sie sich vor, wie Sie sich fühlen und aussehen werden, wenn Sie Ihre Abnehmziele erreicht haben. Stellen Sie sich vor, dass Sie

Aktivitäten genießen, die Sie lieben, wie zum Beispiel mit Ihren Kindern spielen oder sich Ihre Lieblingskleidung anziehen.

6. Seien Sie freundlich zu sich selbst: Denken Sie daran, dass Rückschläge passieren können. Wenn Sie einen schlechten Tag oder eine schlechte Woche haben, seien Sie nicht zu streng mit sich selbst. Lernen Sie daraus und kommen Sie wieder auf den richtigen Weg. Es ist eine Reise und es ist in Ordnung, Höhen und Tiefen zu haben.

7. Bleiben Sie informiert: Erfahren Sie mehr über gesunde Ernährung und Bewegung. Je mehr Sie wissen, desto stärker werden Sie sich fühlen. Lesen Sie Bücher, schauen Sie sich Videos an oder folgen Sie Experten in

den sozialen Medien, um sich inspirieren zu lassen.

8. Vernetzen Sie sich mit anderen: Erwägen Sie den Beitritt zu einer Selbsthilfegruppe oder Online-Community, in der Sie Ihre Erfahrungen und Herausforderungen teilen können. Der Kontakt zu anderen, die ähnliche Ziele haben, kann Ermutigung und Motivation sein.

Eine gesunde Änderung des Lebensstils erfordert Zeit und Mühe, aber es lohnt sich. Indem Sie sich auf gute Essgewohnheiten, regelmäßige Bewegung und Motivation konzentrieren, können Sie mithilfe von Saxenda dauerhafte Erfolge beim Abnehmen erzielen. Denken Sie daran, dass Sie auf dieser Reise nicht allein sind und dass jeder Schritt, den Sie unternehmen, Sie Ihren Zielen näher bringt.

Kapitel 7: Verfolgen Sie Ihren Fortschritt

Die Verfolgung Ihrer Fortschritte ist ein wichtiger Bestandteil beim Abnehmen und beim Bleiben. Es hilft Ihnen zu erkennen, wie weit Sie gekommen sind und welche Änderungen Sie vornehmen müssen. In diesem Kapitel werden wir darüber sprechen, warum Tracking wichtig ist, wie man ein Ernährungs- und Gewichtsjournal führt und wie man seine kleinen Erfolge feiert.

Warum Tracking wichtig ist

Tracking hilft Ihnen, Ihre Gewohnheiten und Fortschritte zu verstehen. Hier sind einige Gründe, warum es wichtig ist:

1. Bewusstsein: Wenn Sie aufschreiben, was Sie essen und wie viel Sie wiegen, werden Sie sich Ihrer Entscheidungen bewusster. Dieses Bewusstsein kann Ihnen helfen, bessere Entscheidungen zu treffen.

2. Verantwortung: Wenn Sie Ihre Fortschritte im Auge behalten, sind Sie verantwortlich. Es ist wahrscheinlicher, dass Sie an Ihren Zielen festhalten, wenn diese aufgeschrieben werden.

3. Muster erkennen: Indem Sie Ihre Ernährung und Ihr Gewicht verfolgen, können Sie Muster in Ihrem Ess- und Aktivitätsverhalten erkennen. Beispielsweise stellen Sie möglicherweise fest, dass Sie bei Stress mehr essen oder dazu neigen, Mahlzeiten auszulassen.

4. Erfolg messen: Durch Tracking können Sie Ihren Erfolg messen. Sie können sehen, wie viel Gewicht Sie verloren haben oder wie sich Ihre Essgewohnheiten im Laufe der Zeit verbessert haben. Dies kann Sie motivieren, weiterzumachen.

5. Passen Sie Ihren Plan an: Wenn Sie feststellen, dass Sie keine Fortschritte machen, kann Ihnen die Nachverfolgung dabei helfen, herauszufinden, warum. Möglicherweise müssen Sie Ihre

Essgewohnheiten oder Ihr Trainingsprogramm anpassen.

Insgesamt ist Tracking ein nützliches Tool, das Ihnen dabei hilft, auf dem richtigen Weg zu Ihren Abnehmzielen zu bleiben.

So führen Sie ein Ernährungs- und Gewichtsjournal

Das Führen eines Ernährungs- und Gewichtstagebuchs ist einfach und effektiv. So geht's:

1. Wählen Sie Ihr Tagebuch: Sie können ein Notizbuch, einen Planer oder eine Smartphone-App verwenden, um Ihren Fortschritt zu verfolgen. Finden Sie eine Methode, die für Sie am besten funktioniert.

2. Notieren Sie Ihr Essen: Schreiben Sie jedes Mal, wenn Sie essen, auf, was Sie gegessen haben. Achten Sie genau auf das Essen und die Portionsgröße. Anstatt beispielsweise „Salat" zu schreiben, können Sie auch „1 Tasse gemischtes Gemüse mit 2 Esslöffeln Dressing" schreiben.

3. Notieren Sie sich die Zeit: Notieren Sie sich die Zeit, zu der Sie jede Mahlzeit oder jeden Snack zu sich nehmen. So können Sie erkennen, ob Sie zu regelmäßigen Zeiten essen oder ob Sie zu viel naschen.

4. Verfolgen Sie Ihre Gefühle: Schreiben Sie zusammen mit dem Essen auf, wie Sie sich vor und nach dem Essen fühlen. Sind Sie hungrig, gelangweilt oder gestresst? Dies

kann Ihnen helfen, Ihre Essauslöser zu verstehen.

5. Wiegen Sie sich regelmäßig: Wählen Sie jede Woche einen bestimmten Tag aus, an dem Sie sich wiegen möchten. Notieren Sie Ihr Gewicht in Ihrem Tagebuch. Am besten wiegen Sie sich jede Woche zur gleichen Zeit, beispielsweise morgens nach dem Aufwachen.

6. Denken Sie über Ihre Fortschritte nach: Nehmen Sie sich am Ende jeder Woche etwas Zeit, um zu überprüfen, was Sie geschrieben haben. Suchen Sie nach Mustern in Ihren Essgewohnheiten, Gewichtsveränderungen und Gefühlen. Dies kann Ihnen helfen zu erkennen, was

funktioniert und was geändert werden muss.

7. Seien Sie ehrlich: Es ist wichtig, in Ihrem Tagebuch ehrlich zu sein. Überspringen Sie nicht die Lebensmittel, die ungesund sind, oder die Tage, an denen Sie sich nicht an Ihren Plan gehalten haben. Diese Ehrlichkeit wird Ihnen helfen, sich zu verbessern.

8. Bleiben Sie konsequent: Machen Sie das Tracking zur täglichen Gewohnheit. Je konsequenter Sie sind, desto hilfreicher wird Ihr Tagebuch sein.

Das Führen eines Ernährungs- und Gewichtstagebuchs ist eine wirksame Möglichkeit, sich auf Ihre Ziele zu konzentrieren und positive Veränderungen herbeizuführen.

Kleine Erfolge feiern

Kleine Erfolge zu feiern ist wichtig, um motiviert zu bleiben. Hier sind einige Ideen, wie Sie Ihre Erfolge anerkennen und feiern können:

1. Setzen Sie sich kleine Ziele: Teilen Sie Ihre großen Ziele in kleinere, erreichbare Schritte auf. Anstatt beispielsweise 30 Pfund abzunehmen, setzen Sie sich zum Ziel, zuerst 5 Pfund abzunehmen. Feiern Sie, wenn Sie das erste Ziel erreicht haben!

2. Belohnen Sie sich selbst: Wählen Sie Belohnungen, die nichts mit Lebensmitteln

zu tun haben, um Ihre Erfolge zu feiern. Das kann ein Filmabend, neue Trainingskleidung oder ein unterhaltsamer Tag sein. Belohnungen können dazu beitragen, dass Sie sich über Ihre Fortschritte freuen.

3. Teilen Sie Ihren Erfolg: Erzählen Sie Freunden und Familie von Ihren Erfolgen. Wenn Sie Ihren Erfolg teilen, kann er ihn noch spezieller machen. Vielleicht feiern sie mit Ihnen oder unterstützen Sie bei Ihrem nächsten Ziel.

4. Fotos machen: Dokumentieren Sie Ihre Fortschritte mit Fotos. Machen Sie Fotos von sich selbst in den verschiedenen Phasen Ihrer Gewichtsabnahme. Zu sehen, wie Sie

sich im Laufe der Zeit verändern, kann Ihr Selbstvertrauen stärken.

5. Erstellen Sie ein Vision Board: Erstellen Sie ein Vision Board mit Bildern und Zitaten, die Sie inspirieren. Fügen Sie Bilder Ihrer Ziele bei, z. B. gesunde Ernährung, sportliche Aktivitäten und Orte, die Sie besuchen möchten. Hängen Sie es dort auf, wo Sie es oft sehen werden.

6. Denken Sie über Ihre Reise nach: Nehmen Sie sich die Zeit, zurückzublicken, wie weit Sie gekommen sind. Schreiben Sie alle positiven Veränderungen auf, die Sie in Ihren Essgewohnheiten, Ihrem Aktivitätsniveau und Ihrer Denkweise vorgenommen haben. Das Erkennen Ihrer

Fortschritte kann Ihnen helfen, motiviert zu bleiben.

7. Sorgen Sie dafür, dass es Spaß macht: Finden Sie Möglichkeiten, Ihre Abnehmreise angenehm zu gestalten. Probieren Sie neue gesunde Rezepte aus, nehmen Sie an einem unterhaltsamen Fitnesskurs teil oder laden Sie einen Freund ein, mit Ihnen zu trainieren. Je mehr Spaß man hat, desto einfacher wird es, auf dem richtigen Weg zu bleiben.

8. Bleiben Sie positiv: Konzentrieren Sie sich auf die positiven Veränderungen, die Sie vorgenommen haben, und nicht auf das, was Sie noch erreichen müssen. Feiern Sie Ihre harte Arbeit und Ihr Engagement, egal wie klein der Sieg ist.

Wenn Sie Ihre Fortschritte verfolgen und kleine Erfolge feiern, können Sie motiviert und engagiert auf Ihrem Weg zur Gewichtsabnahme bleiben. Denken Sie daran, dass jeder Schritt nach vorne wichtig ist und jeder kleine Sieg Sie Ihrem ultimativen Ziel näher bringt. Mit Saxenda und einem Engagement für gesunde Gewohnheiten können Sie dauerhafte Erfolge beim Abnehmen erzielen.

Kapitel 8: Umgang mit Herausforderungen

Jede Reise hat ihre Unebenheiten und das Abnehmen ist da nicht anders. Es kann hart sein, aber mit den richtigen Werkzeugen und der richtigen Einstellung können Sie diese Herausforderungen meistern. In diesem Kapitel werden wir darüber sprechen, wie man mit Plateaus beim Abnehmen umgeht, wie man mit Versuchungen und Heißhungerattacken umgeht und wie man Unterstützung von anderen erhält.

Plateaus beim Abnehmen überwinden

Ein Plateau entsteht, wenn Sie mit dem Abnehmen aufhören, obwohl Sie alles richtig gemacht haben. Das kann frustrierend sein, ist aber normal. Hier sind einige Möglichkeiten, Plateaus zu überwinden:

1. Überprüfen Sie Ihr Ernährungstagebuch: Gehen Sie noch einmal zurück und sehen Sie sich an, was Sie gegessen haben. Halten Sie sich an Ihren gesunden Ernährungsplan? Manchmal essen wir etwas mehr, ohne es zu merken. Die Verfolgung Ihrer Ernährung kann Ihnen helfen, versteckte Kalorien zu finden.

2. Ändern Sie Ihre Routine: Wenn Sie schon seit einiger Zeit dieselben Übungen machen,

kann es sein, dass sich Ihr Körper daran gewöhnt. Versuchen Sie, Ihr Training zu ändern. Wenn Sie normalerweise zu Fuß gehen, versuchen Sie es mit Laufen oder Radfahren. Wenn Sie die Dinge durcheinander bringen, können Sie Ihren Gewichtsverlust wieder in Gang bringen.

3. Aktivitätsniveau steigern: Suchen Sie nach Möglichkeiten, sich tagsüber mehr zu bewegen. Das kann sein, dass Sie die Treppe anstelle des Aufzugs nehmen, in der Mittagspause spazieren gehen oder sich im Garten engagieren. Selbst kleine Änderungen können sich summieren.

4. Bleiben Sie hydriert: Manchmal verwechseln wir Durst mit Hunger. Stellen Sie sicher, dass Sie den ganzen Tag über

ausreichend Wasser trinken. Dies kann zu einem Sättigungsgefühl führen und verhindert möglicherweise, dass Sie essen, wenn Sie es nicht brauchen.

5. Gönnen Sie sich ausreichend Schlaf: Schlaf ist für die Gewichtsabnahme sehr wichtig. Wenn Sie nicht genug Ruhe bekommen, kann Ihr Körper mehr Hungerhormone produzieren. Streben Sie jede Nacht nach 7 bis 9 Stunden Schlaf, damit Ihr Körper optimal arbeiten kann.

6. Seien Sie geduldig: Denken Sie daran, dass der Gewichtsverlust nicht immer geradlinig verläuft. Es ist in Ordnung, Höhen und Tiefen zu haben. Bleiben Sie positiv und arbeiten Sie weiter an Ihren

Zielen. Mit der Zeit verschiebt sich die Skala wieder.

7. Konsultieren Sie Ihren Arzt: Wenn Sie längere Zeit auf einem Plateau stecken bleiben, sprechen Sie mit Ihrem Arzt. Sie können Ihnen dabei helfen, herauszufinden, ob noch etwas im Gange ist, oder Ihnen Wege vorschlagen, wie Sie wieder auf den richtigen Weg kommen.

Umgang mit Versuchungen und Gelüsten

Versuchungen und Gelüste gehören zum Leben dazu. Es ist normal, dass Sie Ihre Lieblingsspeisen essen möchten, aber zu lernen, mit diesem Drang umzugehen, ist der Schlüssel, um auf dem richtigen Weg zu bleiben. Hier einige Tipps:

1. Auslöser identifizieren: Verstehen Sie, was Ihr Verlangen auslöst. Ist es Stress, Langeweile oder der Anblick Ihres Lieblingsessens? Wenn Sie wissen, warum Sie sich nach bestimmten Lebensmitteln sehnen, können Sie Wege finden, mit diesen Gefühlen umzugehen, ohne zu essen.

2. Üben Sie achtsames Essen: Konzentrieren Sie sich beim Essen auf Ihr Essen. Nehmen Sie sich Zeit, genießen Sie jeden Bissen und achten Sie darauf, wie sich Ihr Körper anfühlt. Dies kann dazu beitragen, dass Sie mit kleineren Portionen zufrieden sind.

3. Halten Sie gesunde Snacks bereit: Halten Sie gesunde Snacks in der Nähe, um den Heißhunger zu zügeln. Dies können Obst, Gemüse oder Nüsse sein. Wenn Sie Hunger

verspüren, kann der Griff zu etwas Gesundem Sie davon abhalten, sich für ungesunde Optionen zu entscheiden.

4. Verwenden Sie die 10-Minuten-Regel: Wenn Sie ein Verlangen verspüren, warten Sie 10 Minuten, bevor Sie nachgeben. Dies kann Ihnen bei der Entscheidung helfen, ob Sie wirklich hungrig sind oder ob es nur ein vorübergehender Gedanke ist. Manchmal verschwindet das Verlangen von selbst.

5. Finden Sie alternative Aktivitäten: Anstatt nach Essen zu greifen, wenn Sie in Versuchung geraten, suchen Sie sich andere Aktivitäten, um Ihren Geist zu beschäftigen. Gehen Sie spazieren, lesen Sie ein Buch oder rufen Sie einen Freund an. Wenn Sie Ihre

Hände und Ihren Geist beschäftigen, können Sie das Essen vermeiden.

6. Gönnen Sie sich Leckereien: Es ist in Ordnung, manchmal Ihre Lieblingsspeisen zu sich zu nehmen. Der Schlüssel ist Mäßigung. Nehmen Sie statt eines ganzen Kuchens ein kleines Stück davon. Auf diese Weise können Sie genießen, was Sie lieben, ohne sich schuldig zu fühlen.

7. Bleiben Sie positiv: Wenn Sie einem Verlangen nachgeben, seien Sie nicht zu hart zu sich selbst. Es passiert jedem. Erkennen Sie es an, lernen Sie daraus und machen Sie weiter. Wenn Sie positiv bleiben, können Sie sich weiterhin auf Ihre Ziele konzentrieren.

Unterstützung von anderen finden

Unterstützung kann einen großen Unterschied auf Ihrem Weg zur Gewichtsabnahme machen. Hier sind einige Möglichkeiten, Unterstützung von anderen zu finden:

1. Teilen Sie Ihre Ziele: Sprechen Sie mit Freunden und Familie über Ihre Abnehmziele. Lassen Sie sie wissen, wie sie Sie unterstützen können. Sie könnten Sie bei Ihren Plänen für gesunde Ernährung oder Bewegung unterstützen.

2. Treten Sie einer Selbsthilfegruppe bei: Suchen Sie nach Selbsthilfegruppen zur Gewichtsabnahme in Ihrer Nähe oder online. Die Zugehörigkeit zu einer Gruppe

kann dazu beitragen, dass Sie sich weniger allein fühlen, und motiviert Sie. Sie können Tipps, Erfahrungen und Ermutigungen miteinander teilen.

3. Buddy-System: Finden Sie einen Freund oder ein Familienmitglied, das ebenfalls abnehmen möchte. Sie können gemeinsam trainieren, gesunde Rezepte austauschen und sich gegenseitig zur Rechenschaft ziehen. Mit einem Kumpel kann die Reise noch mehr Spaß machen.

4. Suchen Sie professionelle Hilfe: Wenn Sie das Gefühl haben, dass Sie weitere Hilfe benötigen, sollten Sie mit einem Ernährungsberater oder Therapeuten sprechen. Sie bieten kompetente Beratung

und Unterstützung, die auf Ihre Bedürfnisse zugeschnitten ist.

5. Nutzen Sie soziale Medien: Viele Menschen teilen ihre Erfolge beim Abnehmen in den sozialen Medien. Sie können Inspiration finden und sich mit anderen vernetzen, die ähnliche Ziele verfolgen. Denken Sie daran, sich auf positive Berichte zu konzentrieren, die Sie ermutigen.

6. Gemeinsam feiern: Wenn Sie ein Ziel erreicht haben, teilen Sie den Moment mit Ihren Unterstützern. Wenn Sie Ihren Erfolg gemeinsam feiern, kann er sich noch besonderer anfühlen und alle ermutigen, weiterzumachen.

7. Seien Sie offen für Feedback: Manchmal haben Freunde und Familie hilfreiche Ratschläge. Seien Sie offen für ihre Vorschläge und überlegen Sie, was für Sie funktioniert.

Der Umgang mit Herausforderungen ist Teil der Abnehmreise. Indem Sie lernen, Plateaus zu überwinden, mit Heißhungerattacken umzugehen und Unterstützung zu finden, können Sie konzentriert bleiben und weiter vorankommen. Denken Sie daran, dass Sie nicht allein sind. Viele Menschen stehen vor diesen Herausforderungen, und mit der Entschlossenheit und der Hilfe anderer können Sie Ihre Abnehmziele erreichen. Mit Saxenda und einem unterstützenden

Netzwerk sind Sie auf dem Weg zu einem gesünderen und glücklicheren Leben.

Kapitel 9: Langfristiger Erfolg mit Saxenda

Beim Abnehmen geht es nicht nur um die Verwendung von Saxenda; Es geht darum, dieses Gewicht für lange Zeit niedrig zu halten. Viele Menschen möchten ihr neues, gesünderes Leben auch nach Absetzen der Medikamente genießen. In diesem Kapitel werden wir über das Setzen realistischer Ziele, die Aufrechterhaltung eines gesunden Lebensstils nach dem Absetzen von Saxenda und die Vorbereitung auf das Leben nach Saxenda sprechen. Diese Schritte werden Ihnen helfen, gesund und glücklich zu bleiben.

Realistische Ziele setzen

Das Setzen von Zielen ist wichtig für den Erfolg. Wenn Sie sich Ziele setzen, wissen Sie, was Sie erreichen möchten. Es ist jedoch sehr wichtig sicherzustellen, dass diese Ziele realistisch sind. So setzen Sie sich leicht erreichbare Ziele:

1. Setzen Sie sich konkrete Ziele: Anstatt zu sagen: „Ich möchte abnehmen", sagen Sie: „Ich möchte in einem Monat 5 Pfund abnehmen." Konkrete Ziele helfen Ihnen, genau zu erkennen, was Sie erreichen möchten.

2. Setzen Sie kleine Schritte: Teilen Sie Ihre großen Ziele in kleinere Schritte auf. Wenn Sie 20 Pfund abnehmen möchten, können

Sie sich zum Ziel setzen, 1 Pfund pro Woche abzunehmen. Dadurch fühlt sich Ihr Ziel weniger überwältigend an und Sie bleiben motiviert.

3. Seien Sie flexibel: Manchmal laufen die Dinge nicht wie geplant. Wenn Sie Ihr Ziel nicht in der gewünschten Zeit erreichen, ist das kein Problem! Seien Sie flexibel und passen Sie Ihre Ziele bei Bedarf an. Das Wichtigste ist, es weiter zu versuchen.

4. Konzentrieren Sie sich auf gesunde Gewohnheiten: Setzen Sie sich Ziele für gesunde Gewohnheiten, anstatt sich nur auf die Gewichtsabnahme zu konzentrieren. Versuchen Sie beispielsweise, täglich 30 Minuten Sport zu treiben oder jeden Tag fünf Portionen Obst und Gemüse zu essen.

Diese Gewohnheiten helfen Ihnen, gesund zu bleiben, egal, was die Waage sagt.

5. Feiern Sie Ihre Erfolge: Wenn Sie ein Ziel erreichen, egal wie klein es ist, nehmen Sie sich Zeit zum Feiern. Das könnte sein, dass Sie sich einen Film, ein neues Buch oder etwas anderes gönnen, das Ihnen Spaß macht. Das Feiern hilft Ihnen, stolz auf Ihre harte Arbeit zu sein.

6. Bleiben Sie positiv: Behalten Sie eine positive Einstellung zu Ihren Zielen. Wenn Sie einen schlechten Tag haben, geben Sie nicht auf. Jeder hat Höhen und Tiefen. Konzentrieren Sie sich auf das, was Sie morgen besser machen können.
Indem Sie sich realistische Ziele setzen, können Sie auf Ihrem Weg zur

Gewichtsabnahme einen Weg zu langfristigem Erfolg finden.

Aufrechterhaltung eines gesunden Lebensstils nach Absetzen von Saxenda

Sobald Sie Ihre Behandlung mit Saxenda beendet haben, ist es wichtig, weiterhin einen gesunden Lebensstil zu führen. Hier sind einige Möglichkeiten, Ihre gesunden Gewohnheiten beizubehalten:

1. Ernähren Sie sich weiterhin gesund: Treffen Sie weiterhin eine gute Auswahl an Lebensmitteln. Füllen Sie Ihren Teller mit Obst, Gemüse, Vollkornprodukten, magerem Eiweiß und gesunden Fetten. Eine ausgewogene Ernährung trägt dazu bei, dass Sie sich wohl fühlen und Ihr Gewicht halten.

2. Bleiben Sie aktiv: Bewegung sollte weiterhin Teil Ihres täglichen Lebens sein. Finden Sie Aktivitäten, die Ihnen Spaß machen, wie Spazierengehen, Tanzen, Schwimmen oder Sport treiben. Versuchen Sie, jede Woche mindestens 150 Minuten Sport zu treiben. Regelmäßige körperliche Aktivität trägt dazu bei, Ihr Gewicht konstant zu halten.

3. Trinken Sie viel Wasser: Wasser ist wichtig für Ihren Körper. Es hält Sie mit Feuchtigkeit versorgt und hilft Ihnen, sich satt zu fühlen. Versuchen Sie, mindestens 8 Tassen Wasser pro Tag zu trinken. Dies kann Ihnen auch helfen, Durst nicht mit Hunger zu verwechseln.

4. Planen Sie Ihre Mahlzeiten: Die Planung von Mahlzeiten kann Ihnen dabei helfen, sich gesund zu ernähren. Nehmen Sie sich jede Woche Zeit, um zu planen, was Sie essen werden. Auf diese Weise können Sie ungesunde Entscheidungen vermeiden, wenn Sie beschäftigt oder müde sind.

5. Hören Sie auf Ihren Körper: Achten Sie darauf, wie sich Ihr Körper anfühlt. Essen Sie, wenn Sie hungrig sind, und hören Sie auf, wenn Sie satt sind. Wenn Sie lernen, auf Ihren Körper zu hören, können Sie ein gesundes Gewicht halten.

6. Stress bewältigen: Stress kann zu ungesunden Essgewohnheiten führen. Finden Sie Möglichkeiten, mit Stress umzugehen, indem Sie beispielsweise Yoga

praktizieren, meditieren oder Zeit mit Freunden und Familie verbringen. Wenn Sie ruhig bleiben, können Sie bessere Entscheidungen treffen.

7. Behalten Sie eine Routine bei: Versuchen Sie, eine tägliche Routine einzuhalten, die Mahlzeiten, Bewegung und Schlaf umfasst. Eine Routine kann Ihnen dabei helfen, auf dem richtigen Weg zu bleiben und gesunde Entscheidungen zu einem festen Bestandteil Ihres Lebens zu machen.

Die Aufrechterhaltung eines gesunden Lebensstils nach dem Absetzen von Saxenda ist der Schlüssel zum langfristigen Erfolg. Wenn Sie an Ihren gesunden Gewohnheiten festhalten, können Sie sich weiterhin großartig fühlen und ein gesundes Gewicht halten.

Vorbereitung auf das Leben nach Saxenda

Während Sie sich auf den Abschluss Ihrer Behandlung mit Saxenda vorbereiten, ist es wichtig, sich auf das Leben nach der Medikamenteneinnahme vorzubereiten. Hier sind einige Tipps, die Ihnen einen reibungslosen Übergang erleichtern:

1. Überprüfen Sie Ihre Fortschritte: Nehmen Sie sich Zeit, um auf Ihren Weg zur Gewichtsabnahme zurückzublicken. Was hat gut funktioniert? Vor welchen Herausforderungen standen Sie? Das Verstehen Ihrer Erfahrungen kann Ihnen bei der Planung für die Zukunft helfen.

2. Erstellen Sie ein Unterstützungssystem: Stellen Sie sicher, dass Sie eine Gruppe von Freunden oder Familienmitgliedern haben, die Ihren gesunden Lebensstil unterstützen. Diese Unterstützung kann Ihnen helfen, motiviert und verantwortungsbewusst zu bleiben. Sie können auch darüber nachdenken, einer Selbsthilfegruppe für Menschen beizutreten, die sich auf einer ähnlichen Reise befinden.

3. Entwickeln Sie einen Wartungsplan: Schreiben Sie einen Plan auf, wie Sie Ihr Gewicht nach dem Absetzen von Saxenda halten werden. Dazu können Ihre gesunden Essgewohnheiten, Ihre Trainingsroutine und Möglichkeiten zur Bewältigung von Heißhungerattacken oder Stress gehören.

4. Bleiben Sie informiert: Informieren Sie sich weiter über Gesundheit und Ernährung. Lesen Sie Bücher, folgen Sie Gesundheitsblogs oder nehmen Sie an Workshops teil. Je mehr Sie wissen, desto bessere Entscheidungen können Sie treffen.

5. Konsultieren Sie Ihren Arzt: Vereinbaren Sie nach dem Absetzen von Saxenda regelmäßige Kontrolluntersuchungen bei Ihrem Arzt. Sie können Ihnen dabei helfen, Ihr Gewicht und Ihren allgemeinen Gesundheitszustand zu überwachen. Dies ist auch ein guter Zeitpunkt, um Ihre Fragen zu stellen.

6. Seien Sie freundlich zu sich selbst: Denken Sie daran, dass es in Ordnung ist, Rückschläge zu erleiden. Wenn Sie wieder etwas an Gewicht zunehmen oder es Ihnen

schwer fällt, auf dem richtigen Weg zu bleiben, gehen Sie vorsichtig mit sich selbst um. Erkennen Sie die Herausforderung an und konzentrieren Sie sich wieder auf Ihre Ziele.

7. Setzen Sie sich neue Ziele: Denken Sie nach Abschluss von Saxenda über neue Ziele nach, die Sie erreichen möchten. Das kann sein, eine neue Sportart auszuprobieren, ein neues Fitnessniveau zu erreichen oder zu lernen, wie man gesunde Mahlzeiten kocht. Das Setzen neuer Ziele kann Sie motiviert und aufgeregt halten.

Indem Sie sich auf das Leben nach Saxenda vorbereiten, können Sie sicherstellen, dass Sie weiterhin ein gesundes und erfülltes Leben führen. Die Fähigkeiten und Gewohnheiten, die Sie auf Ihrer Reise erworben haben, werden Ihnen in den kommenden Jahren zum Erfolg verhelfen.

Zusammenfassend lässt sich sagen, dass es beim langfristigen Erfolg mit Saxenda um mehr geht als nur darum, Gewicht zu verlieren. Es geht darum, einen gesunden Lebensstil aufrechtzuerhalten und sich auf die Zukunft vorzubereiten. Indem Sie sich realistische Ziele setzen, aktiv bleiben, sich gesund ernähren und sich Unterstützung suchen, können Sie dauerhafte Gesundheit und Glück erreichen. Denken Sie daran, diese Reise gehört Ihnen und jeder Schritt zählt. Akzeptieren Sie Ihren Fortschritt und machen Sie weiter!

Abschluss

Am Ende dieses Leitfadens ist es wichtig, einen Blick zurück auf das zu werfen, was wir über Saxenda gelernt haben und wie es beim Abnehmen helfen kann. Bei dieser Reise geht es um mehr als nur die Einnahme eines Medikaments. Es geht darum, gesunde Gewohnheiten zu entwickeln, die ein Leben lang Bestand haben können. In dieser Schlussfolgerung werden wir die wichtigsten Punkte, die wir besprochen haben, noch einmal zusammenfassen, über den Weg zu einer dauerhaften Gewichtsabnahme nachdenken und Ihnen Mut zu Ihrem Erfolg machen.

Zusammenfassung der wichtigsten Punkte

In diesem Leitfaden haben wir viele wichtige Themen im Zusammenhang mit Saxenda und Gewichtsverlust behandelt:

1. Was ist Saxenda?: Wir haben erfahren, dass Saxenda ein Medikament ist, das Liraglutid enthält. Es hilft beim Abnehmen, indem es den Appetit kontrolliert und für ein Sättigungsgefühl sorgt.

2. So beginnen Sie mit Saxenda: Wir haben darüber gesprochen, wie wichtig es ist, vor Beginn der Behandlung Ihren Arzt zu konsultieren. Sie können Ihnen bei der Entscheidung helfen, ob Saxenda das Richtige für Sie ist.

3. Dosierungsplan: Wir besprachen die Einhaltung des Dosierungsplans und den Prozess der Dosistitration. Um die besten Ergebnisse zu erzielen, ist es wichtig, die Anweisungen Ihres Arztes zu befolgen.

4. Sichere Injektionstechniken: Wir haben erläutert, wie man Saxenda sicher injiziert. Wenn Sie wissen, wo und wie Sie injizieren, kann der Vorgang einfacher und weniger schmerzhaft sein.

5. Umgang mit Nebenwirkungen: Wir haben etwas über häufige Nebenwirkungen gelernt und erfahren, was zu tun ist, wenn Sie sich unwohl fühlen. Zu wissen, wie man mit Nebenwirkungen umgeht, kann das Erlebnis angenehmer machen.

6. Änderungen des Lebensstils zur Gewichtsreduktion: Wir haben die Bedeutung gesunder Ernährung und Bewegung besprochen. Diese Änderungen des Lebensstils sind der Schlüssel zum Erreichen und Aufrechterhalten des Gewichtsverlusts.

7. Verfolgen Sie Ihren Fortschritt: Wir haben betont, wie wichtig es ist, Ihre Nahrungsaufnahme und Ihr Gewicht zu verfolgen. Das Führen eines Tagebuchs kann Ihnen helfen, Verantwortung zu übernehmen und zu sehen, wie weit Sie gekommen sind.

8. Umgang mit Herausforderungen: Wir haben untersucht, wie man Abnehmplateaus überwindet, mit

Heißhungerattacken umgeht und Unterstützung von anderen sucht. Herausforderungen sind ein normaler Teil jeder Reise, aber Sie können sie meistern.

9. Langfristiger Erfolg mit Saxenda: Wir haben darüber gesprochen, wie man nach dem Absetzen von Saxenda einen gesunden Lebensstil aufrechterhalten kann. Für den langfristigen Erfolg sind realistische Ziele und ein Wartungsplan wichtig.

Indem Sie sich diese wichtigen Punkte merken, können Sie eine solide Grundlage für Ihren Weg zur Gewichtsabnahme schaffen.

Der Weg zur dauerhaften Gewichtsabnahme

Der Weg zur dauerhaften Gewichtsreduktion ist nicht immer einfach, aber er lohnt sich. Jeder Schritt, den Sie gehen, bringt Sie Ihren Zielen näher. Diese Reise beinhaltet mehr als nur das Abnehmen; Es geht darum, Ihre Gewohnheiten zu ändern und einen gesünderen Lebensstil zu schaffen. Hier sind einige wichtige Ideen, die Sie bei Ihrem weiteren Vorgehen im Hinterkopf behalten sollten:

1. Es ist ein Prozess: Gewichtsverlust braucht Zeit. Es ist wichtig, Geduld mit sich selbst zu haben. Jede kleine Änderung, die Sie vornehmen, summiert sich. Feiern Sie also Ihren Fortschritt, egal wie klein er ist.

2. Konzentrieren Sie sich auf die Gesundheit, nicht nur auf Zahlen: Die Skala ist zwar eine Möglichkeit, den Fortschritt zu messen, aber nicht die einzige. Achten Sie auf Ihr Wohlbefinden, Ihr Energieniveau und Ihre allgemeine Gesundheit. Diese sind genauso wichtig wie die Zahl auf der Waage.

3. Seien Sie freundlich zu sich selbst: Manchmal gibt es Tage, an denen die Dinge nicht wie geplant verlaufen. Das ist okay! Wichtig ist, dass Sie es weiter versuchen. Lernen Sie aus Rückschlägen und machen Sie weiter.

4. Erstellen Sie ein Unterstützungssystem: Umgeben Sie sich mit unterstützenden Menschen. Freunde und Familie können Sie ermutigen, und der Beitritt zu einer

Selbsthilfegruppe kann Ihnen helfen, mit anderen auf ähnlichen Reisen in Kontakt zu treten. Der Erfahrungsaustausch erleichtert die Reise.

5. Bleiben Sie engagiert: Engagement ist der Schlüssel zum Erreichen Ihrer Ziele. Erinnern Sie sich daran, warum Sie diese Reise begonnen haben, und behalten Sie Ihre Ziele im Auge. Konzentriert zu bleiben wird Ihnen helfen, Ihre Motivation aufrechtzuerhalten.

6. Anpassen und anpassen: Ihre Reise kann sich im Laufe der Zeit ändern. Seien Sie bereit, Ihre Ziele und Strategien nach Bedarf anzupassen. Was jetzt für Sie funktioniert, kann sich in Zukunft ändern, und das ist völlig in Ordnung.

7. Erinnern Sie sich an Ihre Erfolge: Schauen Sie zurück, wie weit Sie gekommen sind. Behalten Sie den Überblick über Ihre großen und kleinen Erfolge. Dies wird Ihnen helfen, motiviert zu bleiben und Sie daran zu erinnern, dass Sie in der Lage sind, Ihre Ziele zu erreichen.

Ermutigung für Ihren Erfolg

Denken Sie auf Ihrem Weg zur dauerhaften Gewichtsabnahme daran, dass Sie nicht allein sind. Viele Menschen standen vor den gleichen Herausforderungen und hatten Erfolg. Das können Sie auch! Hier sind einige ermutigende Gedanken, die Sie im Hinterkopf behalten sollten:

- Du bist stark: Du hast die Kraft, positive Veränderungen herbeizuführen. Glauben Sie an sich selbst und Ihre Fähigkeit zum Erfolg. Jede Entscheidung, die Sie treffen, ist wichtig.

- Es ist in Ordnung, um Hilfe zu bitten: Wenn Sie Schwierigkeiten haben, zögern Sie nicht, Hilfe zu suchen. Ob Sie mit einem Arzt, einem Ernährungsberater oder einem unterstützenden Freund sprechen: Um Hilfe zu bitten ist ein Zeichen von Stärke.

- Visualisieren Sie Ihren Erfolg: Nehmen Sie sich einen Moment Zeit, um sich vorzustellen, wie Sie Ihre Ziele erreichen. Wie wirst du dich fühlen? Was wirst du tun? Diese Vision kann Sie motivieren, weiter an Ihren Zielen zu arbeiten.

- Machen Sie einen Schritt nach dem anderen: Konzentrieren Sie sich jeweils auf eine gesunde Wahl. Der Versuch, alles auf einmal zu ändern, kann überwältigend sein. Beginnen Sie mit kleinen Schritten und bauen Sie diese schrittweise aus.

- Feiern Sie Ihre Reise: Genießen Sie den Prozess. Feiern Sie Ihre Bemühungen und die neuen Gewohnheiten, die Sie entwickeln. Im Leben geht es nicht nur darum, das Ziel zu erreichen, sondern auch darum, die Reise auf dem Weg zu genießen.

Zusammenfassend lässt sich sagen, dass Ihre Reise mit Saxenda zu einer dauerhaften Gewichtsabnahme und einem gesünderen Lebensstil führen kann. Wenn Sie die in diesem Leitfaden beschriebenen Schritte befolgen, sich realistische Ziele setzen und sich weiterhin für Ihre Gesundheit einsetzen, können Sie große Erfolge erzielen. Denken Sie daran: Jeder Schritt, den Sie unternehmen, bringt Sie Ihren Zielen näher. Glauben Sie an sich selbst, bleiben Sie positiv und machen Sie weiter. Ihr Erfolg ist zum Greifen nah!